Conférences de Médecine Populaire

TROISIÈME FASCICULE

LA GENÈSE

PAR

Le Docteur A. BAZIN

MÉDECIN-ADJOINT DE L'HÔTEL-DIEU

SUPPLÉANT DU DISPENSAIRE DE SALUBRITÉ

TROYES

CHEZ TOUS LES LIBRAIRES

1889

Conférences de Médecine Populaire

TROISIÈME FASCICULE

LA GENÈSE

PAR

Le Docteur A. BAZIN

MÉDECIN-ADJOINT DE L'HÔTEL-DIEU

SUPPLÉANT DU DISPENSAIRE DE SALUBRITÉ

TROYES

CHEZ TOUS LES LIBRAIRES

1889

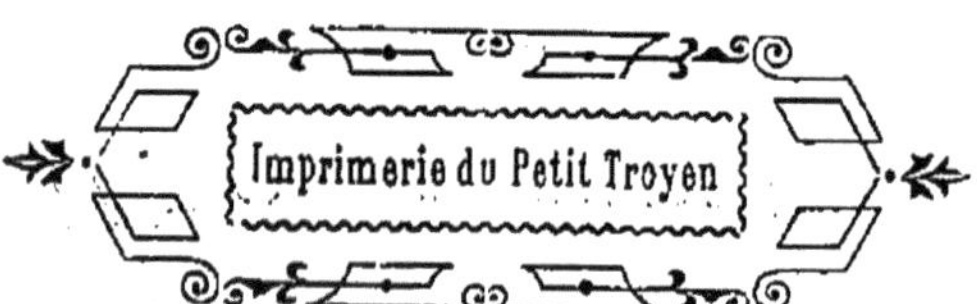
Imprimerie du Petit Troyen

LA GENÈSE

Si par la pensée nous remontons l'immensité des siècles, nous observons que les minéraux de la terre en feu forment à sa surface une mince pellicule, comparable à la couche d'oxyde qui recouvre le plomb en fusion.

Alors, au fur et à mesure que la température terrestre s'est abaissée, les roches que nous voyons solides aujourd'hui et qui étaient alors à l'état de gaz ou de vapeurs, se sont condensées, sont devenues liquides, puis solides. Dans quelques centaines de siècles, quand le feu terrestre central sera éteint, quand les protubérances hydrogénées solaires seront transformées en glaçons, l'atmosphère que nous respirons cessera de même d'être gazeuse et deviendra liquide, puis elle se solidifiera.

La découverte de la liquéfaction de l'hydrogène et de l'azote par Cailletet, de Châtillon, contemporaine de celle de Raoul Pictet, de Genève, avait nécessité deux artifices ; l'augmentation de la pression et l'abaissement de la température. Dans quelques centaines de siècles, la pression sera la même, mais cent fois compensée par la disparition de toute combustion. Je dirai par la puissance frigorifique, en faisant observer toutefois que celle-ci n'est qu'une expression inexacte, puisque la chaleur seule existe et que le froid n'en est que le phénomène négatif.

Les minéraux ignés, dis-je, ayant formé autour de la terre embrasée une enveloppe crustacée, s'étaient ici cristallisés comme le soufre qui se refroidit, et là vitrifiés. Puis, tout autour de cette couche cristalloïde, d'autres métaux ou métalloïdes, intimement mélangés ou combinés, mais ayant un degré de volatilité supérieur aux couches précédemment solidifiées, passèrent de l'état de vapeur à l'état liquide, puis solide. selon que l'abaissement de température devint apte à permettre le passage de ces corps à un état différent.

La vie, d'abord végétale, ne fut que quand l'abaissement calorique permit aux composés hydrocarbonés de toucher la croûte terrestre de formation récente, sous forme d'un microscopique globule, qui apparut un matin sur une nappe liquide de protoxyde d'hydrogène. Il était formé d'une mince enveloppe contenant un atome de matière azotée que nous appellerons protoplasme, première forme de la vie. Ce globule avait cinq millièmes de millimètre de diamètre. Comment s'était-il formé ? c'est le secret de la Nature, comme tant d'autres. A travers sa membrane d'enveloppe, son protoplasme appela à lui, à l'aide d'une loi physique que nous nommons *osmose*, les éléments chimiques de sa composition dissous dans le protoxyde d'hydrogène ; dans l'eau qui lui servait de véhicule. L'absorption de cette substance élémentaire dissoute augmentant son volume de telle façon que son enveloppe n'en put contenir plus ; il se forma à son centre un petit bourgeon, une nouvelle cellule rudimentaire, un noyau qui, abandonnant le milieu du globule, en gagna la paroi ; et à travers une déchirure de celle-ci, par un mince pertuis s'échappa au dehors.

Parfois, chez le protococcus, plante uni cellaire, le protoplasme se condense en quatre parties bien nettes, espèces de bourgeons qui déchirent bientôt l'enveloppe globuleuse et vont constituer quatre nouvelles plantes. — D'autres fois, chez les conferves, par exemple, les bourgeons ou mieux les masses protoplasmiques ainsi formées, présentent à une extrémité plusieurs petits appendices qui leur permettent de se mouvoir rapidement comme s'ils étaient doués de l'animalité. Ils se fixent bientôt sur le premier obstacle qu'ils rencontrent et ne sont plus que des végétaux.

Mais, admettons que le globule de nouvelle formation n'abandonnât pas celui duquel il était né, qu'il conservât avec lui un point de connexion. Ainsi unis, ils vont créer chacun un nouveau noyau, partant une nouvelle cellule, de telle façon que la cellule mère, végétal primitif, aura donné naissance à une gangue formée de cellules multiples.

Dans d'autres formes cellulaires, le globule ne constituait pas de noyau aux dépens de son protoplasme, mais s'allongeait dans un sens et s'étranglant par le milieu en forme de huit de chiffre, donnait ainsi naissance à deux cellules rajeunies. Dans le premier cas, la cellule mère conservait son degré d'antériorité quant à l'âge ; le jeune globule qui en émanait était formé de toutes pièces et d'âge plus récent qu'elle. Dans le second cas, la cellule mère se segmentait de façon à se créer une sœur. Après la genèse de la seconde cellule, il n'y avait pas, comme dans le premier cas, une cellule mère et une cellule fille, mais deux cellules sœurs.

Quelques siècles se passèrent ainsi, pendant lesquels les seuls organismes qui vécussent furent des végétaux cellulaires, puisant dans l'eau chaude des bassins que formaient les roches cristallisées. Mais la chaleur relative favorisant la multiplication des plantes, celles-ci s'accroissaient en surface avec une rapidité dont la prolifération des conferves sur les eaux croupissantes, quand l'atmosphère est orageuse, ne donne qu'une idée.

Cette exubérance végétative au milieu d'un liquide peu riche encore en matériaux de nutrition carbonés, déterminait rapidement la disette en éléments dissous. La plante mourait et se résolvant en matière soluble dans le liquide véhiculaire, servait d'aliments à de nouvelles cellules. Des siècles se passèrent ainsi pendant lesquels les végétaux cellulaires absorbant le carbone dissous dans l'eau et celle-ci, créaient du protoplasme. L'eau de la solution, plus riche de siècle en siècle des résidus végétaux hydrocarbonés, se densifia ainsi lentement, grâce aux matières dissoutes et en suspension qu'elle contint. Elle forma par places une espèce de bouillie sur laquelle les végétaux cellulaires ne purent plus s'étendre parce que la surface de la boue fangeuse offrait une foule d'aspérités variables, humides ici, mais sèches à côté.

Alors le végétal, au lieu de s'étendre en lame papyracée, émit au-dessous *de lui des prolongements* adventifs dans la direction des parties humides renfermant des particules nutritives dissoutes. L'extrémité de chacune de ces espèces de racines était constituée par une cellule *qui ayant absorbé dans la boue liquide* les éléments de sa nutrition, ceux-ci passaient par osmose dans la cellule immédiatement supérieure qui, à son tour, les transmettait à une troisième et ainsi de suite. Il en résultait que *l'aliment ainsi pris par la cellule la plus* inférieure de la racine adventive fluait dans les globules les plus supérieurs, transformant tous ceux qu'il traversait sur son trajet en un canal unique. C'était la première ébauche *des végétaux vasculaires que* la Nature créa après plusieurs siècles de vie de plantes cellulaires, et quand elle comprit qu'en raison de la formation des boues végétales, de *l'humus*, il lui fallait émettre des organismes appropriés à la *nouvelle forme* que présentait la matière nutritive. Jusqu'à ce jour, le bioïde, la forme vivante assimilait et multipliait. Elle prenait dans tout le domaine où elle étendait ses ramifications radiculaires jusqu'à ce que vienne la disette. Alors seulement, mourante, elle se désagrégeait. C'est là le propre de la plante.

Après quelques centaines de siècles, quand les végétaux eurent modifié la composition de l'atmosphère et transformé son acide carbonique en carbone assimilé et en oxygène libre, la cellule animale apparut différente de la cellule végétale en ce que, parallèlement à l'assimilation, elle désassimilait. Son apparition est contemporaine de l'atmosphère composée d'oxygène et d'azote. Dans quelques milliers d'années, en raison du refroidissement terrestre et du refroidissement solaire, la composition atmosphérique sera hydrogénée, parce que l'abaissement de la température aura liquéfié l'oxygène et l'azote actuels. La dernière atmosphère sera donc hydrogénée. Puis quand l'hydrogène sera liquéfié à son tour, il n'y aura plus rien qu'une terre glacée parcourant dans une obscurité éternelle, autour d'un soleil éteint, le même chemin qu'elle suit depuis l'origine des mondes.

Avec l'apparition de l'atmosphère oxy-azotée apparaît donc la première cellule animale. Elle ressemble absolument à la première cellule végétale que nous avons étudiée autrefois, avec cette différence que, douée de propriétés contractiles, elle émet, dans un sens ou dans un autre, des prolongements transitoires lui permettant de changer de position et d'englober la particule nutritive dont elle sent le contact.

Or, pour qu'elle sente ce contact, il faut qu'elle soit douée d'un sens, le toucher ; partant aussi d'un système nerveux qu'on n'a pu encore démontrer. Il est probable que celui-ci existe tout à fait embryonnaire et réduit à sa plus simple expression. Il est rudimentaire, végétatif ; c'est le commencement et la différentiation entre le bas de l'échelle végétale et de l'échelle animale. Le point de contact commun, c'est la cellule. Végétale ou animale, elle est formée de protoplasme gonflé par de l'eau. Mais les caractères différentiels vont se rencontrer ; si nous mettons la première dans une goutte d'eau-de-vie, elle meurt ; si nous y mettons la seconde, elle prend la forme d'une lentille bi-concave, c'est ce qu'on observe avec le globule sanguin, type de la cellule. La seconde est donc contractile et nous avons dit tout à l'heure qu'elle est apte à émettre des prolongements sarcodiques, du nom de l'animal élémentaire sur lequel on les a d'abord observés. Une autre différence est celle-ci : la cellule végétale décompose l'acide carbonique, fixe le carbone et dégage l'oxygène. La cellule animale meurt dans une atmosphère d'acide carbonique ; elle prospère, au contraire, dans l'oxygène.

La faim, la soif sont des fonctions représentant le toucher du système nerveux végétatif des animaux ; le toucher des sarcodes, qui ne sont en possession que de celui-ci, c'est la fonction grâce à laquelle il se produit dans ce petit organisme un enfoncement dans lequel se trouve bientôt englobée la microscopique particule nutritive. Celle-ci chemine dans la bestiole, pourvue à l'occasion d'un tube intestinal adventif, factice, et lui abandonne par osmose celles de ses parties solubilisées aptes à être transformées en sa propre substance. Les parties insolubles sont éliminées par un anus, non moins artificiel.

La cellule végétale s'enrichit par dialyse des substances dissoutes dans le liquide qui lui sert de véhicule.

La cellule animale se creuse d'une cavité qui englobe l'aliment. Grâce à sa propriété contractile, elle le triture, le prépare, le solubilise, absorbe par osmose les résultats de la trituration produits dans sa substance et élimine les déchets et les résidus. J'ai dit les déchets car précédemment j'ai dit qu'elle désassimile.

Le globule végétal est le rudiment de la vie ; le globule animal en est un degré plus élevé pourvu d'un système nerveux végétatif embryonnaire. Nous trouverons plus tard chez les animaux moins simples un système nerveux de relation.

La cellule animale a été créée parce que la Nature réfléchie a conçu que la cellule végétale, ne pouvant se déplacer, était fatalement appelée à périr, quand elle aurait épuisé les matériaux nutritifs aux dépens desquels elle avait jusque-là développé sa propre substance.

Cette cellule animale, comme la première cellule végétale était aquatique parce que les prolongements sarcodiques membraniformes qu'elle pouvait émettre, utiles dans un milieu liquide, eussent été absolument insuffisants sur le sol dur.

Lorsque le liquide au milieu duquel le sarcode se trouve immergé est riche en matière nutritive, une fraction de sa substance s'en sépare par scissiparité ou par exérèse et forme une nouvelle bestiole. Les infiniment petits animaux qui, depuis le commencement des siècles, vivent ainsi, n'ayant pour se nourrir qu'un tube digestif adventif; qui se reproduisent par segmentation ou exérèse et qui ne se meuvent dans les liquides leur servant de véhicule que grâce aux expansions sarcodiques fournies par les différentes parties de leur corps ont reçu le nom de Rhizopodes (de *riza*, racine, et *podos*, pied). Les genres et les espèces en sont innombrables. Il en est dont les dimensions sont d'une tête d'épingle, qui, vivant dans la mer, donnent aux plages sur lesquelles on les trouve l'aspect phosphorescent que tous les marins connaissent. Il en est d'autres que l'on trouve à l'état fossile. Les miliolithes dont la carapace calcaire présente un certain nombre de trous pour l'expansion des prolongements sarcodiques, forment d'immenses dépôts de matière crétacée. Enfin le tripoli qui sert au polissage des métaux n'est composé que par des milliards d'infusoires fossiles siliceux.

Le mode de reproduction des organismes le plus simples consiste uniquement en une multiplication de leurs cellules, qu'ils soient animaux ou végétaux et soit que celle-ci ait lieu par scissiparité, cloisonnement, segmentation ou par exérèse.

Or, si nous nous élevons brusquement jusqu'aux degrés les plus élevés de l'échelle animale ou de l'échelle végétale, nous constatons deux choses. D'abord la même multiplication de cellules existe jusqu'à l'âge adulte chez les premiers ; elle dure jusqu'à leur mort chez les végétaux, les grands arbres de nos forêts. Cette multiplication cellulaire est ce que les grands animaux et les grands végétaux ont conservé de similitude et de parenté avec les organismes inférieurs ; mais de plus, la Nature les a enrichis d'organes reproducteurs spéciaux.

Enfin les animaux inférieurs n'étant en possession que d'un système nerveux de végétation, la Nature a ajouté à celui-ci, chez les animaux supérieurs, un système nerveux de relation grâce auquel l'homme, par exemple, fait part de ses impressions et de ses pensées.

Mais entre le sarcode, organisme inférieur placé tout au bas de l'échelle, et l'homme, placé au sommet, entre le protoccus, cellule végétale constituant toute la plante et le grand arbre de nos forêts ; on rencontre des milliers d'espèces animales ou végétales formant deux chaînes dont chaque maille touche à sa voisine, avec cette différence qu'elle est plus grande que celle qui la précède et moins que celle qui la suit.

Une belle plante dicotylédonée complète, fournit une fleur qui ne l'est pas moins. Elle a un calice, une corolle, un androcée, un gynécée. Il en résultera bientôt une graine qui, jetée dans un sol convenable, donnera un végétal semblable à la plante mère. Or, avant d'arriver à la plante dont la graine renferme deux cotylédons, nous trouvons d'abord celle qui n'en a qu'un et déjà il manque une enveloppe florale, les organes reproducteurs n'ont plus qu'un périanthe caliciflore ou corolliflore.

Enfin, si nous descendons encore plus bas,

à part les moussés, nous ne trouvons plus chez les cryptogames d'organes floraux colorés.

Leur semence, jetée dans un milieu favorable à leur évolution, peut différer encore de la graine des monocotylédonées ou des dicotylédonées en ce que, non seulement elle n'a pas de cotylédon, mais aussi en ce que, dans certaines familles, la jeune plante passera par un état intermédiaire, avant que de ressembler à la plante mère. La face inférieure d'une pseudo-feuille de fougère est parsemée de petits organes réniformes régulièrement placés sur les nervures secondaires. Ce sont des fruits appelés sores, dont l'enveloppe extrêmement délicate nommée indusie, se déchire à la maturité, pour en laisser sortir un petit sac ayant reçu le nom de sporange, qui contient lui-même les spores de la fougère.

Une de ces spores; placée dans le sable, sous l'action de la chaleur humide, émet une lame cellulaire verte, nommée prothallium — première feuille. Sur sa face inférieure rhizogène se développent bientôt des cellules proéminentes devenant rapidement des cordons rhizoïdes qui s'enfoncent dans le sol. Entre les cellules originaires de ces cordons, on trouve un nombre considérable de petits corps globuleux renfermant dans des sacs transparents une cellule mâle appelée anthérozoïde.

On y remarque également de petites cavités appelées archégones, que nous considérerons comme des organes femelles, et dans lesquelles on suppose que se trouve un ovule.

L'antérozoïde ou cellule mâle, pourvue d'un organe locomoteur en forme de tirebouchon, pénètre dans l'archégone, dont l'ouverture se ferme aussitôt. L'ovule fécondé se segmente et bientôt la tige apparaît d'un côté et se développe souterraine ; c'est un rhizôme duquel partent des racines adventives ; de l'autre côté naissent des appendices foliacés dont les nervures secondaires se couvriront de sores.

Cette façon de se reproduire a reçu le nom de génération alternante ; on la trouve non seulement dans les fougères et dans les équisetacées ou prêles, mais dans le règne animal, chez des êtres inférieurs dont l'existence paraît être apparue dans l'immensité des temps d'une façon contemporaine avec les premières fougères. Il semble donc que la Nature avait adopté, pour les animaux comme pour les végétaux, un plan unique de génération et que, à part le système nerveux, les deux règnes pouvaient se comparer. On trouve sur les bords de la mer, sur la plage, de grosses masses gélatineuses qui, dans l'eau, ont la forme d'ombrelle, dont le toucher détermine une sensation de cuisson et qui glissent sur l'onde en se contractant et en se dilatant. Ce sont des méduses ou orties de mer, dont la génération alternante représente chez les animaux ce que nous venons de voir dans la fougère pour les végétaux. Les orties de mer sont unisexuées. Les œufs de la femelle, abandonnés dans les flots, sont fécondés par la semence du mâle. Il en est de même pour les poissons. Mais où se trouve la différence, c'est que l'œuf fécondé d'un poisson donnera par son éclosion un poisson comme celui duquel il émane, tandis que l'œuf fécondé d'une ortie de mer donnera un polype. Voici comment : un petit animal se développe dans l'œuf et s'échappe emporté par l'eau jusqu'à ce qu'un obstacle qu'il rencontre l'arrête. Alors il se fixe et donne naissance à un certain nombre de prolongements ou tentacules, d'où le nom de polype (plusieurs pieds) ; la bouche se trouve placée entre les tentacules. Bientôt, de ce polype ainsi fixé, se détachent des bourgeons qui, en se développant, constituent l'espèce d'ombrelle ou de champignon dont nous parlions tout à l'heure. Le caractère des végétaux ou des animaux à génération alternante est donc de passer par un état intermédiaire avant que d'arriver à l'état adulte.

Les bourgeons des polypes donnent des orties de mer ou méduses dont les œufs fécondés produisent des polypes.

Le prothallium des fougères produit des ovules qui, fécondés, donnent des expansions foliacées, se couvrant de sores dont les spores ou semences libres reproduisent un prothallium.

Les insectes nous offrent un rapport relativement correspondant. Le papillon, le hanneton, pondent un œuf fécondé qui devient chenille ou ver blanc. Tous les deux entrent ensuite dans une période d'hibernation, la peau de leur corps devient écailleuse ; le ver à soie se file un cocon, et quand le printemps est venu, de l'enveloppe mortifiée, puis détruite, sort ici un papillon, là un hanneton. Si l'état transitoire que traversent les insectes, larves ou chenilles pour arriver à l'état adulte ou parfait peut être comparé, jusqu'à un certain point, à celui des animaux à génération alternante, il en diffère néanmoins beaucoup en ce sens que, depuis sa sortie de l'œuf, c'est le même individu vivant qui passe par l'état intermédiaire de larve ou de chenille pour devenir adulte. Tandis que, dans la génération alternante, il y a bien deux individus qui jamais ne ressemblent à leur père mais bien à leur grand père.

Les rapports que nous voyons exister entre les différentes façons de naître, de vivre, de se perpétuer, des animaux et des plantes, indiquent que la Nature génératrice n'a point procédé par brusques évolutions, mais par une sorte de tâtonnement, de progrès réfléchi et après avoir posé des jalons et des points de repère.

La reproduction par spores que nous venons d'étudier existe dans les algues, les lichens, les champignons ; mais elle a abandonné la forme alternante. On appelle ces plantes des acotylédonées, en raison de l'absence dans la graine d'un rudiment de la plante future, qu'on appelle embryon ; qui, chez certains végétaux appelés dicotylédonés, comme le haricot, donne, lors de la germination, une petite racine et une petite tige élémentaire ; enfin deux feuilles primordiales ou cotylédons, qui s'élèvent en sortant du sol, recouverts chacun et constituant du reste avec leur première réserve alimentaire, chacun une moitié de haricot. Les monocotylédonées sont appelées ainsi parce qu'elles n'ont qu'une feuille primitive ou cotylédon lors de la germination, comme l'orge, l'avoine, le blé.

La reproduction des plantes mono et dicotylédones, appelées encore phanérogames ou à organes reproducteurs visibles, en opposition avec le nom de cryptogames ou à organes reproducteurs cachés, parce que la découverte de la génération par spores est, pour eux, de date récente, donnée aux acotylédones; la reproduction des monocotylédones et des dicotylédones, dis-je, est d'essence élémentaire.

La bouture, la greffe, la marcotte, doivent être considérées comme des reproductions par scissiparité. Un individu nouveau n'est pas né, mais une partie de l'ancien est transportée ailleurs et s'y développe.

Par contre, on trouve entre les pédoncules des fleurs de certaines espèces de lis, où à l'aisselle de leurs feuilles de petits organes appelés bulbilles qui, séparés de cette plante, sont aptes à produire des individus nouveaux. On trouve dans le parenchyme du thalle des lichens, des bourgeons semblables, appelés gonidies, qui sont aptes à reproduire la plante par bourgeonnement, comme le fait la cellule de certaines algues.

Cette forme de genèse a son homologue dans le règne animal. Les spongiaires se reproduisent par scissiparité; c'est-à-dire qu'une éponge vivante, partagée en deux, en quatre, désormais formera quatre spongiaires jouissant chacun des privilèges de l'éponge primitive.

Mais comme les liliacées ci-dessus, les spongiaires se reproduisent aussi par bourgeons. Il se forme sur leur tissu de petits corps blancs, volumineux d'un quart de millimètre, qui en grossissant se couvrent d'appendices vibratiles, se détachent et errent jusqu'à ce qu'ils rencontrent une roche leur permettant de se fixer. Ces éponges rudimentaires sont donc aussi en possion de ce toucher végétatif dont nous parlions dans une page précédente ; ce sont donc des animaux.

Elles se reproduisent aussi par de petits corps qu'on a appelés oviformes, n'osant leur donner avec certitude le nom d'œufs en l'absence de preuves de la fécondation. Leur ressemblance avec les bourgeons ci-dessus donne à croire qu'ils n'en sont qu'une modification et n'en diffèrent qu'en raison de la saison où on les a observés.

Il semble que la Nature qui a tout si bien fait, ait employé spécialement sa science en vue de la reproduction et de la perpétuation de l'espèce. Une plante annuelle croît, vit, jusqu'à ce qu'elle se reproduise. A ce moment, son développement s'arrête ; toute sa vitalité va se porter où va se produire sa fleur.

Elle se pare comme pour le mariage, de ses plus beaux atours, de son plus riant coloris.

L'ovule est fécondé ; elle se fane : elle peut disparaître, sa reproduction est assurée et en effet elle meurt.

Est-elle bisannuelle ? C'est que la fécondation n'a pu avoir lieu dans la première année de son existence et là encore, c'est-à-dire aussitôt après cette fécondation, elle disparaît aussi. La reproduction c'est *l'ultima ratio* de la vie.

Dans ce but, la plante qui avait grandi s'arrête dans son développement. Un pétiole se trouve transformé en pédoncule et polyfolié. Chacune des feuilles qu'il porte est modifiée et symétriquement rangée. Leur réunion constitue des verticilles mono ou polyfoliés qui portent de dehors en dedans les noms de calice mono ou polysépale, selon que les feuilles modifiées sont adhérentes par leurs bords ou sont libres — corolle gamo ou polypétale, selon que les feuilles modifiées sont unies ou séparées. Sous l'action des rayons solaires, la chlorophylle, modifiable quant à sa coloration, prend les teintes les plus variées dans le parenchyme corolliflore.

Le vaisseau ou les vaisseaux qui devaient apporter au parenchyme foliaire des liquides nutritifs, sont modifiés ; ils sont transformés en organes spéciaux appelés étamines, dont la partie la plus inférieure ou en tube appelée filet, est surmontée d'une petite expansion à une ou plusieurs loges ou anthères. C'est dans ces loges que se formeront de petites cellules spéciales appelées pollen. D'aucuns ont considéré les étamines elles-mêmes comme des feuilles modifiées ainsi que l'ont été celles qui sont devenues des sépales ou des pétales. Pour d'autres, les étamines ne sont que les nervures vasculaires des feuilles modifiées.

Bientôt la ou les loges dans lesquelles le pollen a pris naissance s'ouvriront, et sous forme d'une poussière spéciale, jetée sur l'orifice supérieure d'un petit pertuis, resté libre à la réunion des bords des feuilles qui sont modifiées et réunies pour constituer l'ovaire; il descend dans celui-ci. Cet ovaire, c'est la partie centrale de la fleur qui deviendra le fruit. S'il est composé de quatre feuilles modifiées, il sera formé de quatre loges dont les cloisons peuvent alors disparaître pour n'en former qu'une ou bien ne laisser qu'un pilier central autour duquel pourront se grouper les ovules. Quoi qu'il en soit, la pointe supérieure de chaque feuille s'allonge supérieurement de façon à créer quatre tubes ou styles creusés en nombre égal aux cavités carpellaires. C'est par ces tubes que le pollen, essence mâle, descendra dans l'ovaire. Il y trouvera un ou plusieurs organes préformés appelés ovules, contenant chacun une espèce de petit sac renfermant lui-même une cellule embryonnaire. De la conjonction de la cellule pollinique et de la cellule embryonnaire résultera immédiatement le phénomène dont nous avons parlé précédemment, la fécondation. Alors, comme précédemment aussi, la fleur se fanera, la plante portera toute sa vie sur l'ovaire dont l'ovule fécondé assure la perpétuation de l'espèce. Si nous considérons la fleur de pommier comme étant celle dont nous venons de parler, l'ovaire c'est la pomme, les ovules fécondés sont les pépins contenus chacun dans une logette carpellaire dont les parois représentant l'épiderme interne des feuilles carpellaires sont les lames dures et luisantes qui limitent les cavités des loges.

La fleur que nous venons d'étudier possède donc des organes mâles, les étamines sur un pédoncule commun avec l'organe femelle, l'ovaire. On dit qu'elle est hermaphrodite ; c'est-à-dire mâle et femelle à la fois.

Or, dans la série zoogénique, nous trouvons les mêmes caractères.

Les sangsues sont à la fois mâles et femelles. Mais les organes génitaux sont placés de telle façon qu'ils exigent le rapprochement de deux individus pour que la fécondation ait lieu.

Les huîtres aussi sont hermaphrodites, mais d'une façon différente des sangsues. Elles sont pourvues d'organes mâles pendant les premières années de leur existence. Vers la troisième année seulement les organes femelles se développent et produisent des œufs. Alors, fait singulier, pendant l'hiver l'huître est mâle; elle est femelle pendant l'été : c'est-à-dire que les œufs qu'elle abandonne ont été fécondés par des spermatozoïdes déposés six mois auparavant.

On trouve chez les limaçons comme chez les sangsues des organes mâles et femelles; on dit qu'ils sont androgynes.

L'œuf des oiseaux s'échappe de l'ovaire formateur à l'état de jaune ou vitellus; il n'a pas besoin d'être fécondé, mais s'il ne l'a pas été il ne sera jamais apte à reproduire l'espece de laquelle il émane; il ne servira qu'à l'alimentation.

Fécondé ou non, le jaune abandonnant l'ovaire où il s'est formé, descend par un tube qu'on appelle albuminigène où il s'entoure du blanc ou albumine; de là, il arrive dans une dilatation ampullaire appelée chambre coquillière dont la muqueuse sécrète du carbonate de chaux qui encroûte bientôt la membrane enveloppante du blanc. Quand la formation des œufs est trop rapide, ils sont éliminés sans avoir eu le temps de s'enrichir de leur tégument crustacé, ils prennent alors le nom d'œufs hardés.

De notre étude précédente et de quelque côté que nous envisagions la genèse végétale ou animale, il résulte que la vie se perpétue par une segmentation de cellules.

Tant que la vie a été à l'abri de l'inclémence des saisons et des temps, c'est à dire quand en raison d'un refroidissement incomplet ou trop récent, la température fut peu variable d'une époque à l'autre de la même révolution terrestre ; la vie se perpétua seulement par multiplication cellulaire. Mais quand il y eut une saison et une temperature froides pendant lesquelles la jeune plante fut menacée dans sa vie, la Nature s'y prit de telle façon qu'une cellule fut abritée contre les rigueurs boréales. C'est dans ce but que cette cellule, détachée de l'organe mâle, appelée pollen chez la plante, spermatozoïde chez l'animal, fut enrichie d'un pouvoir particulier : celui de subir une espèce d'hibernation, de conserver tous les attributs de la vie pendant un sommeil spécial dont on trouve l'égal chez les animaux hibernants. Ceux-ci, pendant plusieurs mois de l'hiver, s'endorment dans leur tanière. Ils sont vivants et cependant ils ne ne prennent pas plus de substance nutritive que s'ils étaient morts. Ils usent pendant leur sommeil la matière alimentaire, la graisse en réserve dans leurs tissus.

Il fallait donc que la Nature, en la séparant de l'organe mâle, pour qu'elle pût passer les rigueurs de l'hiver, assurât à la cellule fille végétale ou animale un abri et une réserve alimentaire.

La plante elle-même confectionna le tout. L'ovaire devint une espèce de chambre où elle fut mise à l'abri des intempéries des saisons et où, aux premiers beaux jours, elle put trouver les matériaux aptes à sa segmentation et à son évolution. Chez l'animal, c'est absolument la même chose. L'animal femelle est enrichi d'une espèce de sac appelé uterus, où la cellule nerveuse végétative, appelée spermatozoïde, détachée du mâle est déposée. Chez lui, ce n'est pas seulement pour fuir le froid mais aussi afin d'y atteindre un certain développement suffisant pour lui permettre de vivre au dehors. En effet, la cellule végétale, détachée de l'anthère et tombée dans le sac embryonnaire, y trouvera un abri d'abord ; puis quand elle se segmentera, une réserve alimentaire appelée albumen, qui l'entoure, servira sa première nutrition. Ce sera la première réserve où elle puisera les matériaux aptes à la multiplication de ses cellules, et quand elle aura utilisé entièrement cet albumen, elle sera assez forte pour puiser directement ces matériaux dans le sol.

La jeune cellule animale n'en peut faire autant; que deviendrait un spermatozoïde de quelques millièmes de millimètre, abandonné dans le sol. Il serait mort au bout d'une seconde, car il n'y a là rien qui puisse en favoriser la vie. Il fallait donc que le spermatozoïde, cellule animale détachée du mâle, fut placée dans un milieu convenable où elle trouvât la substance nutritive et une température propre à son développement. La vie n'a commencé ni par la poule ni par l'œuf. Le coq est né avant eux et ils n'ont été faits que pour lui, que pour que quelque chose put recevoir sa cellule appelée à perpétuer l'espèce. Le spermatozoïde du coq a cheminé à la rencontre du jaune de l'œuf ou vitellus, grâce à la température du corps de la poule égale à celle qu'il abandonnait. Il est entré dans ce vitellus où il est désormais à l'abri du froid et du besoin. Il va se segmenter à ses dépens si le vitellus n'est pas bientôt expulsé du corps de la poule et placé dans une température inférieure. Quelques fois, dans l'œuf, on trouve la semence, vulgairement le germe teinté de sang. Cela indique que l'œuf est resté dans le corps de la poule un temps trop long et que l'incubation commençait.

La grande et harmonieuse Nature, ayant créé l'homme, son avant-dernière œuvre, pensa devoir y adjoindre un réservoir, un organe dans lequel une cellule détachée de cet homme, put trouver des matériaux aptes à l'augmenter, à l'enrichir de telle façon qu'elle fût obligée bientôt de se segmenter en plusieurs autres cellules adhérentes l'une à l'autre selon certaines conditions.

Cette cellule détachée de l'homme était vivante, microscopique, en forme de têtard de la grenouille ; on l'appelle aujourd'hui un spermatozoïde.

C'est un globule nerveux vivant détaché du mâle et emporté dans sa semence. C'est une cellule nerveuse végétative : c'est-à-dire douée des seules attributions de propagation et de perpétuation de l'espèce. C'est un rudiment de cerveau végétatif auquel viendront plus tard se joindre des éléments nerveux relatifs.

Organisme élémentaire de la vie; il a besoin pour se développer et devenir un homme de trouver des matériaux aptes à sa nutrition; il a besoin d'être jeté dans un terrain, non seulement les renfermant, mais disposé à les lui abandonner. Pour qu'une semence jetée dans un jardin puisse s'y développer en végétal herbacé ou en arbre, il faut que ce jardin offre un sol convenable à la genèse de la plante; qu'il contienne lui-même des matières organiques dissoutes que le jeune embryon puisse élaborer et incorporer à sa propre substance.

Or, c'est ce que la Nature a conçu.

Elle a créé un sac que nous appelons utérus; elle l'a placé dans le ventre d'une créature nouvelle, sa dernière, faite à l'image de l'homme, et elle a fait descendre dans cet organe à la rencontre du spermatozoïde, une autre petite cellule ou œuf qui servira à sa première nutrition.

Immédiatement après la conjonction de ces deux organismes, l'un vivant, l'autre appelé à en entretenir la vie, la muqueuse qui tapisse le sac utérin et qui n'est qu'un diverticule modifié de la peau du corps; la muqueuse, dis-je, bourgeonne autour de l'œuf fécondé et l'englobe. De petits vaisseaux nourriciers se forment rapidement qui apportent au jeune embryon le liquide nutritif nécessaire à sa genèse.

Vous le voyez, mesdames, la Nature, en vous créant, n'avait d'autre but que d'édifier un sac dans lequel la semence pût grandir; chaque fois que votre matrice sera malade, vous le serez; car, encore une fois, quelque cru que je vous puisse paraître, la femme n'est qu'un organisme appendiculaire de l'utérus.

C'est sur ce dernier que devra être appelée

l'attention du médecin, quand il trouvera une femme nerveuse pleurant comme elle rit, acariâtre, irascible; ou bien accusant la sensation d'un corps étranger qui remonte de l'ombilic à la gorge; ou encore se plaignant de maux d'estomac, de maux de reins, de névralgies faciales, de palpitations, d'étouffements avant ou après les règles.

L'individu est en possession de la vie de relation et il est l'objet de la vie végétative.

En rapport avec la première se trouvent les nerfs sensitifs et les nerfs moteurs.

En rapport avec la seconde sont les nerfs trophiques ou de nutrition et les nerfs vaso-moteurs.

Si l'existence des nerfs trophiques n'a pu être démontrée anatomiquement, elle l'est physiologiquement d'une façon indiscutable, et celle d'un centre trophique ne l'est pas moins.

Autrement, comment se ferait la réparation des plaies, la production de leurs bourgeons charnus, celle des cellules épithéliales recouvrant le tout?

Il y a là autre chose qu'un simple phénomène matériel, et j'y vois une volonté intelligente indépendante de la nôtre, pour conduire la réparation juste au point nécessaire et la terminer par une mince couche de cellules épithéliales ou de protection.

On pourrait dire que la vie végétative seule existe, et que la vie de relation n'a été créée que d'une façon appendiculaire pour la protéger contre les perturbateurs extérieurs et pour la servir.

Les nerfs de sensibilité générale et les nerfs de sensibilité spéciale : optique, acoustique, olfactif, gustatif, sont les agents dont se sert le centre relatif pour se rendre un compte exact des modifications extérieures.

Les nerfs trophiques indiquent au centre végétatif les troubles existant dans le domaine anatomique dont ils ont la surveillance ; c'est ce centre qui coordonne le travail réparateur indépendamment de notre volonté, comme il fait battre le cœur en dehors d'elle.

La raison anatomique des nerfs relatifs peut amener de la névralgie, de l'anesthésie, quand les nerfs sensitifs sont lésés dans leur trajet ou bien à leur origine centrale.

Elle peut déterminer de la contracture, de la paralysie quand les nerfs moteurs sont atteints dans leur trajet ou bien à leur origine centrale.

La raison anatomique des nerfs végétatifs peut amener des aberrations nutritives, hypertrophies, atrophies, dégénérescences quand ce sont les nerfs trophiques qui sont malades.

Lorsque la lésion causale siège sur le trajet du nerf, le phénomène pathologique ne s'étend qu'au domaine qu'il innerve ; ce phénomène est unique lorsque cette lésion a pour siège la plaque terminale.

Il est multiple lorsqu'il en part plusieurs branches nerveuses ; il est général lorsque le centre de perception nutritive se trouve atteint.

Tous les nerfs qui en partent s'enrichissent des impressions reçues au centre et multiplient les productions anormales.

La raison anatomique des nerfs vaso-moteurs peut amener l'hyperhémie, l'anhémie, la syncope.

La mort subite de l'angine de poitrine a pour cause la raison anatomique vaso-motrice.

Les nerfs vaso-moteurs n'ont pas une action différente de celle des nerfs moteurs ordinaires ; ils déterminent la contraction des muscles végétatifs comme ces derniers déterminent la contraction des muscles relatifs.

Les altérations des nerfs de la vie végétative se caractérisent donc par des modifications et des désordres dans les fonctions qui leur sont propres.

L'aberration des sécrétions gastrique, pancréatique, salivaire, est d'origine nerveuse.

L'ostéo-malacie, le rachitisme, le sont également, ce sont des aberrations de nutrition.

Il en est de même de toutes les seléroses; de la formation des tumeurs.

Les tumeurs bénignes sont l'exagération locale d'un phénomène nerveux normal.

La cause irritative de leur production se trouve dans la terminaison de la fibre trophique qui a créé la première cellule néoplasique.

C'est une affection absolument locale qui disparaît avec l'ablation de la plaque nerveuse malade. Si la tumeur récidive sur place sans infecter l'économie, c'est que la cause pathogène se trouve sur le trajet du nerf trophique entre son origine et sa terminaison.

Si la tumeur récidive en plusieurs endroits à la fois et infecte l'économie, c'est que la cause irritative de sa production se trouve dans le centre de perception des fibres trophiques qui ont créé les premières cellules néoplasiques.

Dans le premier cas, l'ablation de la tumeur née sur la partie malade du nerf trophique en débarrasse pour toujours le malade; dans le second comme dans le troisième cas, elle récidivera fatalement avec la persistance de la cause.

Dr A. BAZIN.

Troyes, le 1er Novembre 1889.

www.ingramcontent.com/pod-product-compliance
Ingram Content Group UK Ltd.
Pitfield, Milton Keynes, MK11 3LW, UK
UKHW021117230726
13926UKWH00002B/529

9 782013 675918